COMMENT ON SE DÉFEND DU RHUMATISME

LA LUTTE

contre les Douleurs et l'Arthritisme

PAR LE

Dr Henry LABONNE

Licencié ès-sciences

Officier de l'Instruction publique

Huit figures dans le texte

Prix : 1 franc

TROISIÈME ÉDITION

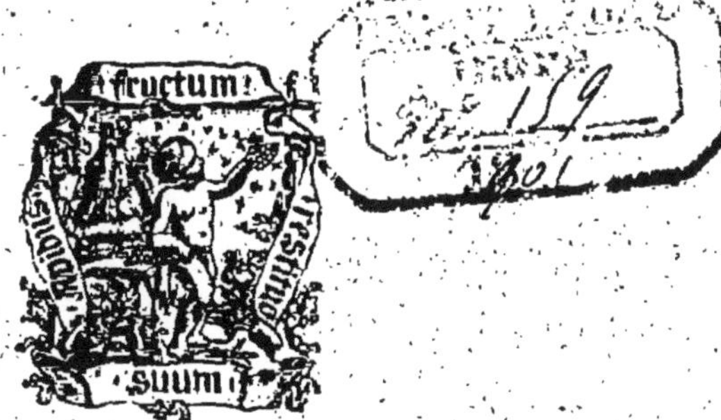

PARIS

[SOC]IÉTÉ D'ÉDITIONS SCIENTIFIQUES

4, RUE ANTOINE-DUBOIS, 4

ET PLACE DE L'ÉCOLE DE MÉDECINE

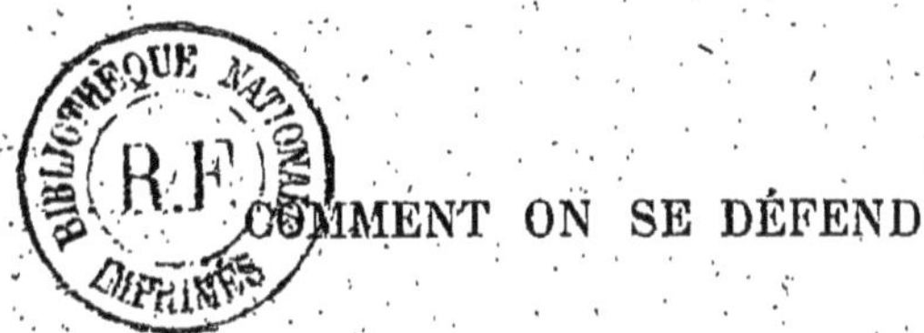

COMMENT ON SE DÉFEND

DU RHUMATISME

La lutte contre les Douleurs et l'Arthritisme

OUVRAGES DU MÊME AUTEUR

Des suites des Fractures de la Rotule et de leur thérapeuthique. In-8 de 100 pages *(épuisé)*.

La Crémation, extrait des *Sciences biologiques à la fin du XIXe siècle.*

L'Islande et l'Archipel des Fœrœrs (3e édition), 52 figures. In-18 de 400 pages *(Paris, Hachette)*. . . . . 4 fr.

Coup d'œil sur les idées dominantes en zoologie à travers les âges, 3 livraisons des *Sciences biologiques*. 3 fr. 75

Précis d'urologie clinique (en collaboration avec L. Lematte) in-8° de 150 pages . . . . 3 fr. 50

Comment on se défend des maladies nerveuses. La Lutte contre les Névroses et la Neurasthénie, in-8° avec figures . . . . 1 fr.

Comment on défend sa bouche. La Lutte pour la conservation des dents, in-8° avec figures . . . . 1 fr.

Comment on défend ses poumons. In-8° de 40 pages avec figures . . . . 1 fr.

Comment on se défend contre les maladies de cœur, avec figures dans le texte . . . . 1 fr.

Comment on se défend contre les maladies du sang. La Lutte contre la chlorose et les anémies . . . . 1 fr.

Comment on se défend de l'Influenza. In-8° de 44 pages . . . . 1 fr.

III

COMMENT ON SE DEFEND DU RHUMATISME

LA LUTTE contre les Douleurs et l'Arthritisme

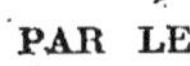

PAR LE

Dr Henry LABONNE

Licencié ès-sciences
Officier de l'Instruction publique

Huit figures dans le texte

Prix : 1 franc

TROISIÈME ÉDITION

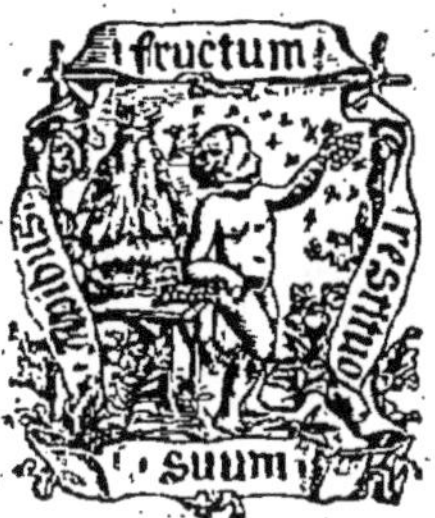

PARIS
SOCIÉTÉ D'ÉDITIONS SCIENTIFIQUES
4, RUE ANTOINE-DUBOIS, 4
ET PLACE DE L'ÉCOLE DE MÉDECINE

AVANT PROPOS

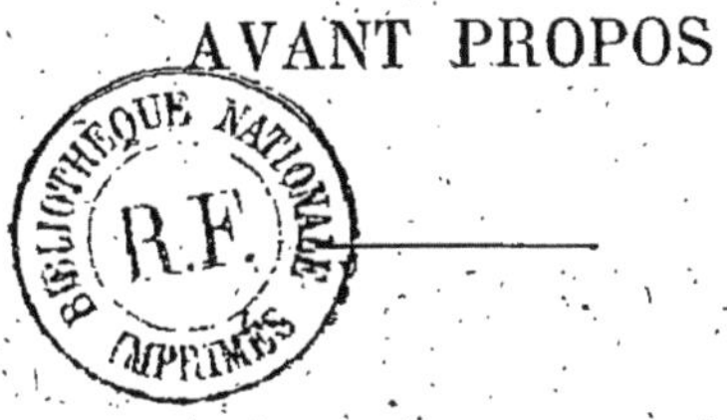

Si, comme je l'ai démontré dans un opuscule qui appartient à la même série que celui-ci, *Comment on défend ses poumons*, on peut enrayer la tuberculose et même la guérir, à plus forte raison, avons-nous de l'action sur le rhumatisme et l'arthritisme.

Notre prétention est de prouver que l'hygiène est la condition indispensable, surtout si l'on y ajoute l'exercice physique au grand air.

L'arthritisme et le rhumatisme sont maladies de notre siècle de surmenage, maladies engendrées par nos abus de tabac, d'alcool et d'excès de table. Je n'oublie donc pas d'instituer un régime assez sévère ; l'ami véritable est celui qui aime mieux éclairer que de chercher à séduire. Nous indiquons enfin, pour terminer, les deux seules médications de choix:

Les Salicylates et l'Iode.

J'ai fait mon possible pour écrire une brochure claire et complète sur un sujet assez difficile à débrouiller, grâce aux neurologistes qui, jusqu'à nos jours, ont voulu réunir en une seule maladie plusieurs entités morbides bien tranchées.

Le rhumatisme n'est pas la même chose que les *arthrites mono* ou *poly-rhumatoïdes*.

J'écrivais cet avant-propos pour la *première édition*, il y a quelques mois; comme nous en sommes maintenant à la troisième je ne puis m'empêcher de croire que ma collection des *Comment on se défend* est estimée à son juste mérite et ma plus douce récompense est de voir nos opuscules répandre les données véritablement scientifiques à la place des remèdes empiriques.

COMMENT ON SE DÉFEND
DU

RHUMATISME

La Lutte contre les Douleurs et l'Arthritisme

I

Description du vrai Rhumatisme

Apprendre au public non médical à deviner l'arthritisme et le rhumatisme, avant qu'ils ne soient devenus manifestes ou évidents par leurs symptômes, est une tâche difficile mais des plus utiles.

Mieux vaut prévenir que guérir et l'hygiène est la condition indispensable pour préserver des attaques de la maladie que nous allons décrire.

Disons tout d'abord qu'il ne faut pas confondre *toutes les douleurs* avec le rhumatisme, comme on en a généralement la mauvaise habitude ; il existe une forme bien typique: celle que l'on appelle articulaire aiguë, nous la prendrons comme base, comme point de départ et quand le lecteur la connaîtra bien, il éliminera facilement, de lui-même, les autres variétés de désordres désignés en termes populaires sous le faux nom de *rhumatismaux*.

La *goutte* par exemple est bien facile à distinguer, elle ne se fixe que sur une seule jointure, tandis que le rhumatisme les envahit toutes.

Ce qui a fait confondre les deux maladies pendant longtemps, c'est qu'il existe justement une constitution (Diathèse), un certain état des tissus chez l'arthritique sur lequel elles peuvent se greffer au choix l'une ou l'autre ; on est alors ou *goutteux* ou *rhumatisant*.

Mais avant d'apprendre à corriger par l'hygiène ou par les médicaments, le tempérament rhumatismal ou arthritique, décrivons d'abord le rhumatisme articulaire, le rhumatisme vrai.

Celui-ci débute le plus souvent par les membres inférieurs : genoux, cous-de-pied, pour monter ensuite en manifestant une tendance bien démontrée à changer de place symétriquement. Les douleurs gagnent les épaules, les coudes et les poignets. Les parties malades sont le siège d'une souffrance ordinairement atroce, qui s'augmente par le moindre mouvement ou par la plus légère pression, et qui, au contraire, s'apaise ou diminue par l'immobilité et le relâchement musculaire. Les malades se tiennent recroquevillés dans leur lit, sous le seul drap, demandant à grands cris que l'on enlève les couvertures trop lourdes. Les jointures présentent un *gon-*

flement étendu très accusé aux doigts qui ressemblent à des fuseaux et se colorent en rose.

Marie Nicolle fait remarquer que ce ROSE qui fait ordinairement défaut au niveau des grandes articulations, s'accentue quand on étend la partie malade et se prolonge sur le trajet des gaines, des tendons, des muscles, parce que le rhumatisme ne se contente pas de désorganiser les tissus des articulations, mais qu'il attaque aussi le pourtour des jointures.

Et quand bien même ces tissus *péri-articulaires*, pour les désigner médicalement par leur vrai nom, n'indiquent rien de particulier à l'œil nu, il est de règle de déterminer de la douleur si l'on vient à presser sur les points qui se trouvent sur le passage des attaches ligamenteuses ou musculaires. La peau qui recouvre la zone frappée est lisse, luisante et tendue. Vient-on à en rechercher la température, on voit que le thermomètre dépassera d'un degré environ la ligne qu'il atteint sur le tissu des autres parties du corps.

Il est très rare que de l'eau s'épanche dans les jointures, au cours du rhumatisme articulaire vrai ; il est exceptionnel aussi que l'on entende des craquements, que l'on constate ce que l'homme de l'art appelle *frottements* synoviaux.

Chacun a eu l'occasion de voir une articulation ouverte sur un mammifère, ne fût-ce que pendant un repas ; on voit alors que les surfaces osseuses en présence, sont plus brillantes que celles des autres os libres ; si l'animal était en vie, on constaterait la présence d'un liquide épais, clair, filant, destiné à lubréfier les parties qui doivent constamment frotter l'une sur l'autre.

C'est l'huile qui imprègne les courroies de transmission des machines et les empêche de s'user. Supposons que cette huile vienne à manquer, qu'arrivera-t-il ? bientôt la courroie s'écaillera, le fer s'oxydera, se rouillera et en dernier ressort, frotteur et frotté pourront même adhérer l'un à l'autre.

C'est ce qui arrive dans le rhumatisme *non articulaire aigu*, j'insiste à dessein, car c'est là un élément de diagnostic différentiel, la synovie (l'huile) se fige, des tissus anormaux se forment et des fibres membraneuses viennent relier les deux os dans leur jointure, ou tout au moins les rendre rugueux de telle sorte qu'en leur imprimant un mouvement quelconque, on entendra des craquements.

Les douleurs qui siègent dans l'épine dorsale ou dans les mâchoires, sont plus particulièrement pénibles, parce qu'il faut toujours bien se remuer un peu ou manger et boire. Ces souffrances s'exaspèrent ordinairement la nuit, les malades cherchent vainement une bonne position pour dormir et l'insomnie vient aggraver leurs malaises.

Malgré l'intensité de l'inflammation, il n'existe aucune tendance à la suppuration, et c'est encore là un excellent signe pour distinguer le rhumatisme des autres maux dits à tort rhumatismaux.

La douleur et l'excès de sensibilité des jointures s'en vont aussi vite qu'ils viennent, en quelques heures, en une nuit, les articulations ont repris leur aspect ordinaire.

Si, comme je l'ai déjà écrit, et selon la coutume, les articulations des cous-de-pied et des genoux ont été éprouvées les premières, elles cessent d'être douloureuses au moment où le rhumatisme monte aux épaules ou aux coudes.

PHÉNOMÈNES GÉNÉRAUX ACCOMPAGNANT L'ATTAQUE DES JOINTURES

En Angleterre, toute attaque de rhumatisme est appelée « fièvre rhumatismale » et ils ont raison les praticiens anglais, sous condition, cependant, qu'il existe une inflammation des jointures accompagnée d'élévation de la température. Celle-ci doit au moins dépasser 37°,7. Elle s'élève dès le début et les patients n'ont pas les frissons ni le « grelottant » ordinaire. Beaucoup accusent mal à la gorge, accident passager qui cèdera à un seul gargarisme au menthol Van Denn et disparaîtra avant l'apparition des lésions des articulations.

Chez l'enfant, la fièvre est moins vive que chez l'adulte ; chez lui aussi les lésions des jointures manquent ou sont légères, j'en tire pour ma part la conclusion que la fièvre, dans le rhumatisme vrai, n'est pas primitive mais qu'elle est consécutive aux déterminations.

La fièvre est due à une infection et comme on a trouvé dans les sérosités des articulations, des microbes dont la multiplication était arrêtée par le sulfate de quinine, je donne ce dernier sans hésiter pendant la fièvre.

En même temps que la fièvre, on voit apparaître un *état anémique* très accusé, le *Febris pallida* des anciens.

Les sueurs ou diaphorèse. — Un des phénomènes les plus frappants du rhumatisme articulaire aigu, ce sont les sueurs très abondantes qui imprègnent le linge des malades et qui dégagent une odeur aigre caractéristique. Cette odeur permet presque de diagnostiquer un rhumatisant à distance, en entrant dans sa chambre à coucher. La peau se recouvre souvent de petits boutons nommés *sudamina* ou *miliaires* parce qu'ils rappellent les grains de millet.

Rareté de l'Urine. Oligurie. — Les urines sont rares, denses et foncées. Elles sont *rares* et *foncées*, parce que, comme nous l'expliquons, Lematte et moi, dans notre précis d'urologie clinique, une sudation abondante accompagnée de fièvre, peut, en diminuant le volume de l'urine, amener l'insolubilité des dépôts uriques. On découvre des quantités considérables d'*urémie* due à la destruction des globules rouges du sang, destruction qui explique bien l'*anémie pâle*.

Le Sang. — Les recherches de Malassez ont montré que le nombre des globules rouges contenus dans un millimètre cube, varie dans l'état de santé entre trois et quatre millions, il peut être réduit à deux millions dans une attaque de rhumatisme articulaire aigu (1).

Lésions viscérales. — La langue reste en général blanche et humide, l'appétit diminue, la soif augmente et la constipation est de règle. Les saignements de nez sont assez fréquents. Enfin les *fonctions cérébrales* restent absolument indemnes pendant toute l'attaque.

Durée des attaques. — La durée des attaques de rhumatisme aigu est assez variable, de deux à quatre semaines en moyenne ; après ce laps de temps, les poussées articulaires cessent de se produire, la fièvre s'arrête définitivement et le patient entre en convalescence.

Convalescence. — Celle-ci est d'une durée en rapport avec le plus ou moins de gravité de l'attaque, elle est toujours assez longue et l'on voit persister l'anémie et la raideur des mouvements.

Les *rechutes* et les *récidives* sont toutes les deux très fréquentes, ce qui ne manque pas d'apporter un certain argument en face de ceux qui soutiennent que le rhumatisme est une maladie constitutionnelle.

L'acquisition ou l'héritage de cette diathèse, de

(1) Le glycomorrhum Faudon remédie rapidement à l'anémie globulaire consécutive au rhumatisme.

cette constitution, ne confèrent aucune immunité, bien au contraire.

Les symptômes de la période de début et de la période d'état de rhumatisme articulaire aigu que nous venons de décrire, joints à l'énumération des phénomènes généraux concomitants, peuvent déjà éclairer absolument le lecteur sur la définition de la maladie, personne ne la confondra plus ni avec la goutte, ni avec les lésions isolées des jointures, ni avec l'arthritisme proprement dit ; je passe exprès sous silence les formes anormales pour ne laisser dans l'esprit qu'un tableau très net et très clair. Toutefois, pour être complet, nous devons maintenant passer à un deuxième chapitre avant d'aborder les causes, l'hygiène et le traitement à celui des complications.

II

Complications du Rhumatisme

Il n'est plus utile de discuter pour démontrer aujourd'hui que beaucoup de personnes qui ont une maladie organique du cœur ont d'abord eu une attaque de rhumatisme.

Les manifestations viscérales affectent en effet une prédilection très accentuée pour le cœur et pour les poumons. Bouillaud fut le premier qui mit en lumière la fréquence des métastases rhumatismales sur le cœur ; son importante découverte prouva que ce qu'on avait cru jusqu'alors exceptionnel, était de règle. On peut affirmer que dans la moitié des cas, le cœur ou ses enveloppes sont atteints.

Complications cardiaques : 1° *Enveloppe du cœur.* — On sait que le cœur est enveloppé par une séreuse :

comme j'écris plus pour le lecteur non médecin que pour mes confrères, qui pourront cependant user avec avantages de ma brochure, comme d'un memento précis, je vais expliquer en quelques lignes ce revêtement du cœur, par sa séreuse, c'est-à-dire par son péricarde. Rappelez-vous les anciens bonnets de coton, mettez le cœur à la place de la tête, vous comprendrez de suite ce qu'est une séreuse. Un des feuillets s'applique sur le cœur, l'autre sur le médiastin, mais entre les deux feuillets accolés existe un espace, espace nul dans l'état de santé, mais parfois très grand s'il vient à être distendu par un épanchement d'eau ou de sérosité. Hippocrate décrivit le premier la péricardite qu'il rencontra en disséquant un coq. Heureusement, dans la péricardite rhumatismale, il n'y a presque jamais d'épanchement, elle reste à peu près *toujours sèche.*

Une oreille, même peu exercée, peut alors entendre un bruit de frottement commençant au niveau de la base du cœur, en haut, s'étendant ensuite à toute la région située en avant, c'est le seul symptôme. Parfois, ce frottement rappelle le bruit produit par le froissement d'une feuille de papier. Si la péricardite augmentait, on verrait apparaître des signes inquiétants, de la gêne respiratoire ou dyspepsie avec dilatation des ailes du nez, une rapidité du pouls extrême, etc. Les formes les plus graves épaississent l'enveloppe du cœur qui augmente lui-même de volume, et le malade peut succomber, sans hydropisie, par déchéance graduelle.

2° *Cœur lui-même ou Endocardite.* — C'est une complication beaucoup plus fréquente que la péricardite ; on peut même dire que les maladies de l'intérieur du cœur ont presque toujours une origine rhumatismale. Aucun âge n'est épargné, on a cité le cas d'un enfant né de mère rhumatisante avec une maladie de cœur congénitale. L'endocardite peut commencer à toutes les périodes du rhumatisme articulaire aigu et offrir une *gravité immédiate,* aussi un bon praticien n'omet-il jamais de la rechercher.

Il serait déplacé de parler des souffles dans un livre surtout hygiénique et d'instruction générale, je rappelle seulement qu'il ne faut pas confondre le dédoublement du premier et du second bruit du cœur avec le souffle doux, filé de la base des *anémiés* par le rhumatisme.

Complications pulmonaires. — Deux principales : 1° *Pleurésie,* et 2° *Congestion pulmonaire.*

Dans beaucoup de cas, l'inflammation de l'enveloppe du cœur s'étend à la plèvre du voisinage (pleurésie unilatérale) parfois aux deux plèvres (pleurésie bilatérale).

La pleurésie rhumatismale est cependant le plus souvent unique et siège à gauche.

Cette pleurésie ne diffère en aucune façon de la pleurésie ordinaire et reste assez souvent sèche. C'est pour cela qu'elle n'est pas inquiétante, son pronostic est bénin.

2° *Congestion pulmonaire et pneumonie.* — Ces deux

complications sont au contraire graves, car les variétés suffocantes peuvent entraîner la mort. La fluxion de poitrine du rhumatisme diffère de l'ordinaire par les symptômes et par la marche du thermomètre.

Il n'y a point de défervescence critique de la température, la toux est également absente, les crachats rarement souillés et parfois l'expectoration est nulle.

Complications cérébrales ou rhumatisme cérébral. — Les troubles cérébraux accompagnés d'hyperpyrexie sont *rares* heureusement, car ils sont le plus souvent *très graves*. Les hommes y sont plus exposés que les femmes.

J'attribue ce fait à deux causes : d'abord à l'alcoolisme, et ensuite à une sensibilité du cerveau d'autant plus marquée que chez l'homme cet organe travaille plus généralement.

La tendance aux troubles cérébraux a son maximum entre dix-huit et trente-deux ans ; dans la première enfance, ces accidents sont inconnus. Elles peuvent revêtir trois formes.

Dans la première, l'attaque se trahit par du délire : le patient a des manies, il veut marcher la nuit, ses yeux restent toujours ouverts avec les pupilles dilatées. L'inconscience devient de plus en plus manifeste et le malade tombe dans un état comateux où il succomberait infailliblement sans le secours du médecin.

La seconde forme est caractérisée par l'observation de Ringer.

On peut l'appeler suraiguë.

Une de ses malades était une jeune femme en convalescence depuis quelque temps et qui devait quitter l'hôpital le jour suivant. A cinq heures du soir, elle était encore assise sur son lit, une demi-heure plus tard, on la trouva sans connaissance, et elle mourut quelques minutes après sept heures. La température s'éleva à 43°3.

Dans la troisième forme ou subaiguë, on trouve le rire sardonique, le délire à marche lente et à forme mélancolique, la lypémanie (du mot grec *Lupê*, chagrin), les trémulations musculaires, les soubresauts des tendons, puis enfin et heureusement la guérison.

On ne connaît pas encore très bien les complications médullaires ni celles qui frappent les nerfs.

Cependant il n'est pas rare de voir des surfaces d'anesthésie correspondant à la distribution de certains nerfs atteints de névrite à la suite de rhumatisme articulaire aigu coïncidant avec de la flétrissure de la peau, perte des cheveux et la chute des ongles.

Complication des organes digestifs. — Ces accidents méritent à peine d'être décrits. Je ne ferai que rappeler la pharyngite, l'amygdalite et la constipation qui sont de règle.

Complications cutanées et sous-cutanées. — Elles sont au contraire bien remarquables, car la formation de nodules ou de noyaux sous-cutanés est un

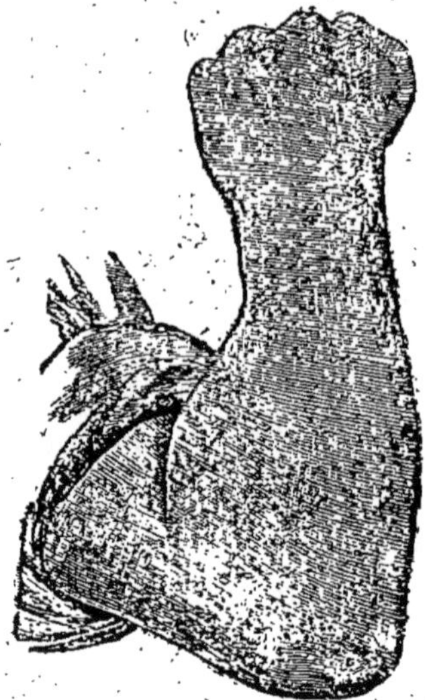

Fig. 1. — Noyaux sous-cutanés au niveau du coude d'un jeune adulte.

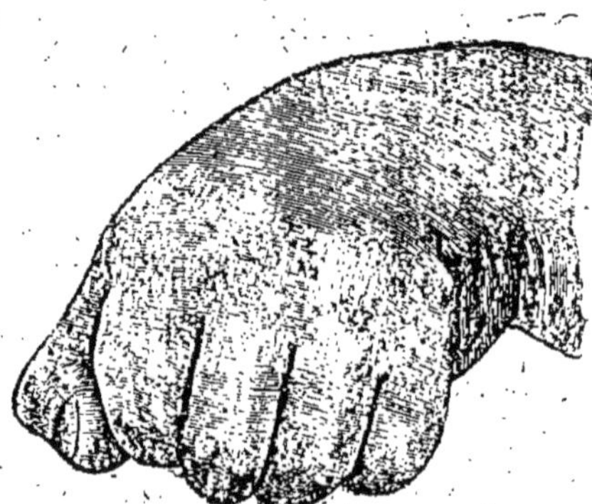

Fig. 2 — Main d'une petite fille de 10 ans avec noyaux de rhumatisme sous-cutanés.

des principaux caractères de rhumatisme chez l'enfant.

Ces nodules dont j'emprunte deux figures pages 20 au si *remarquable Traité complet du rhumatisme de* E. Garrod, ont la forme de petites boursouflures arrondies pouvant aller jusqu'aux dimensions d'une amende.

Leur développement est souvent si rapide, que l'on rencontre parfois un nodule bien marqué en une place où il n'existait rien la veille, ils siègent de préférence aux éminences osseuses du voisinage du coude et sur les tendons des extenseurs des doigts. Les ouvrages français ont le tort de ne pas attribuer assez d'importance à ces noyaux, car ils ont une valeur pronostique des plus sérieuses. Quand mes confrères trouveront de gros noyaux, je leur prédis qu'ils les verront associés à des lésions du cœur, voilà pourquoi j'ai tenu à reproduire trois bonnes gravures. Elles suffiraient à elles seules pour ne pas faire regretter l'achat de mon petit manuel du rhumatisme.

Nous connaissons donc le rhumatisme pur, le rhumatisme vrai, le rhumatisme articulaire aigü, que nous ne pouvons plus confondre avec d'autres douleurs ; cherchons maintenant à l'éviter et à le combattre, s'il a pénétré dans l'organisme malgré nos précautions.

III

Etiologie

Vous vous souvenez de la fable du bon La Fontaine, la *Goutte et l'Araignée*, il en va de même pour le rhumatisme, la *goutte ne se rencontre pas chez les pauvres*, mais le rhumatisme au contraire n'y est pas rare. Aucune classe de la population n'est cependant complètement épargnée.

Bernier a démontré par une statistique portant sur 8.631 cas, traités dans les hôpitaux de Paris, que la plus grande fréquence de la maladie, correspond au mois de juillet; cela semble paradoxal au premier abord, mais s'explique parfaitement si l'on veut bien admettre, ce qui est d'ailleurs évident, que des changements rapides de température causent plus aisément des refroidissements que des périodes *constantes* de froid même extrême. Je conseille donc, surtout dans la classe riche, le port de la flanelle et des caleçons.

Il serait également bon d'en munir nos soldats surtout aux colonies, en Afrique par exemples, où des nuits froides succèdent aux journées les plus chaudes.

Au point de vue de la distribution géographique, le rhumatisme aigu est plus commun dans les climats tempérés; il est presque inconnu dans beaucoup de pays où abondent le rhumatisme articulaire, voire musculaire chronique. Ainsi en Islande, en Norwège, aux Fœrœr, pays que j'ai parcourus pendant trois années, j'ai rencontré beaucoup de difformités produites par le rhumatisme chronique, surtout par l'arthrite rhumatismale ou déformante, et je n'ai jamais eu à soigner de rhumatisme articulaire aigu.

Vraisemblablement le rhumatisme est une fièvre *spécifique* ainsi que le démontrent non seulement ses variations de fréquence, mais encore ses caractères cliniques. Tantôt en effet les cas sont, comme ceux du croup, exceptionnellement légers, tantôt au contraire ils sont fort graves.

Il n'est pas un seul médecin qui n'ait été à même d'observer cela, soit à la ville, soit à la campagne. Ce qui est par exemple bien démontré, hors de doute, c'est qu'il existe une constitution, une diathèse rhumatismale, c'est-à-dire une condition des tissus prédisposant aux douleurs.

Le surmenage est également une des causes les

plus importantes : travailleurs ou jeunes gens qui font de la gymnastique, doivent s'arrêter au moment précis que chacun connaît bien, où l'effort devient douloureux.

Nous pouvons appeler cette douleur accusée par les muscles, de la myalgie et je formulerai la déduction pratique suivante :

Si vous ne vous arrêtez pas dans un travail ou dans un exercice corporel avant la myalgie, vous deviendrez la proie du rhumatisme articulaire, pour peu que vous soyez en réceptivité morbide de cette affection assez grave...

A mon humble avis, différentes variétés de douleurs connues sous les noms de torticolis, lumbago, pleurodynie, relèvent du rhumatisme.

IV

Traitement du Rhumatisme

Ce chapitre sera naturellement un peu plus étendu que le précédent, car si les causes ou l'étiologie du rhumatisme peuvent se résumer en une seule page, le traitement comporte plus de développement.

La première chose à faire, comme je le disais dans mon premier opuscule *Comment on défend ses poumons*, est de soustraire les prédisposés et les héréditaires aux conditions d'habitat qui semblent avoir déterminé le rhumatisme. Il faudra de suite, même dans le cas d'une attaque légère, garder le lit quand ce ne serait que pour épargner le cœur. La vieille habitude de nos ancêtres de bassiner les draps avant le coucher, trouvera ici fort utilement son application. Ces draps chauffés seront aussi légers que possible, parce que, je l'ai déjà dit du reste, leur simple poids peut occasionner de vives souffrances.

En prévision des sueurs abondantes, il sera bon de glisser une couverture épaisse sous le malade.

Régime. — L'appétit est pour moi un des bons guides, dans bien des cas, il suffit que mon client n'exige pas des aliments trop difficiles à digérer, de la salade de concombre par exemple ! je recommande des potages légers, du lait, surtout du bon lait et des œufs frais. Comme il est probable que le rhumatisant est d'une part intoxiqué et de l'autre surminéralisé, il faut autant que possible, des aliments peu azotés, pas *d'extraits animaux.*

L'alcool n'est pas utile.

La soif, très vive lorsque les sueurs sont profuses, sera calmée par de la limonade au jus de citron.

Exprimer le jus de deux citrons dans un litre d'eau sucrée et donner froid ou chaud à volonté, selon la susceptibilité stomacale.

On peut faire prendre, au début de l'attaque, un laxatif léger : de la mauve par exemple, de la décoction de graine de lin ou même des graines de lin en nature, mises la veille à gonfler dans de l'eau chaude; s'il existe une constipation marquée, je ne purge pas, car j'estime que c'est martyriser mon pauvre malade qui jetterait des cris à chaque effort, mais je donne des pilules Melville.

Médicaments. — Comme le malade guérit sans traitement dans bien des cas, que de plus son cours irrégulier défie souvent les médications, je vais dire d'abord ce que, à mon avis, il ne faut pas faire et ce qu'il faut faire :

Ce qu'il ne faut pas faire : **Ne pas saigner**, ainsi que le pratiquait Bouillaud, qui n'y allait pas de main morte ; il enlevait au malade un litre de sang en deux jours ! Il y avait bien à la suite un soulagement temporaire, mais il était payé par une anémie qui prolongeait indéfiniment la convalescence.

Ne pas mettre de vésicatoires : bons à tatouer et aussi à donner de la strangurie, de la cystite et même des pissements de sang.

Proscrire les ventouses, les préparations mercurielles et l'émétique.

Ne pas prendre de *Colchique ;* son emploi était basé sur une erreur, sur une confusion entre la goutte et le rhumatisme aigu. Son emploi est dangereux pour le cœur et ne produit qu'un effet purgatif.

Il en est de même du Veratrum viride.

Le gaïac est inutile.

Le sulfate de quinine n'agit que par son action presque narcotinue sur les centres nerveux ; pour obtenir un effet, il est indispensable de l'administrer aux doses qui produisent de la surdité ou tout au moins font entendre des cloches.

Le Nitrate de potasse ou salpêtre, qui a été très

employé, peut à hautes doses, déterminer de dangereuses dépressions.

Je ne me sers pas non plus de la triméthylamine ni de l'ammoniaque, ni des alcalins...

Ce qu'il faut faire : **Administrer du jus de citron** à la dose de un demi-verre ordinaire, soit 90 grammes, trois fois par jour. Les bons effets que j'en ai retiré, démontrent bien en passant que le rhumatisme serait dû à un microbe, car le jus de citron est un précieux antiseptique.

Enfin, prendre des médicaments salicylés, qui *constituent une médication de choix.*

A ceux qui sont tentés d'admirer les harmonies de Bernardin de Saint-Pierre ou de Paul Maryllis[1], nous ferons remarquer que de même que le quinquina, spécifique des fièvres intermittentes, croît dans les régions palustres, le saul, spécifique du rhumatisme aigu par sa *salicine*, croît dans les districts malariques.

On a vu longtemps le rhumatisme engendré par l'humidité et les effluves malsaines des étangs ou des marais.

L'acide salicylique est un membre de la série aromatique des carbures d'hydrogène, un dérivé de la benzine.

Les composés d'acide salicylique les plus employés dans le rhumatisme articulaire aigu sont :

(1) *Harmonies naturelles*, prix 4 fr.

Les salicylates de soude, de fer, de lithine ou de quinine.

Leur premier effet, nettement marqué, est de diminuer la fièvre ; en même temps que baisse la température, l'enflure et la raideur des jointures diminue et le malade est si bien soulagé que souvent la cessation de la douleur est complète en trois ou quatre jours.

Administrées dès le premier accès de fièvre, les préparations salicylées tendent à prévenir les complications cardiaques.

Citron et dérivés salicylés guérissent, il me semble, parce que ce sont des antiseptiques puissants et qu'ils détruisent les micro-organismes qui engendrent le rhumatisme.

Comment donc administrer le Salicylate de soude ?

A la dose de un gramme toutes les 5 heures d'abord, en cachets ou en potion.

Eau de laurier cerise.....	30	grammes
Eau de fleurs d'oranger...	80	—
Salicylate de soude......	10	—
Alcool à 95°............	10	—
Sirop de menthe..........	30	—

Chaque cuillerée à soupe représente un gramme de sel.

On peut employer cette potion dans tous les cas, même s'il existe une lésion cardiaque : les seules contre-indications sont la grossesse et une albuminurie très forte.

L'antipyrine, dont l'action ressemble beaucoup à celle des préparations salicylées, diminuant aussi la fièvre, la douleur et la tuméfaction articulaire, pourrait, dans les deux derniers cas, remplacer le salicylate de soude. La dose varie de 4 à 10 grammes en 24 heures. Elle produit parfois des taches rouges qu'il ne faut pas confondre avec celles qui sont naturellement produites par le rhumatisme. On appellera le praticien pour combattre les complications cardiaques et pulmonaires.

Faut-il employer des bains froids que l'on a conseillé contre les complications cérébrales ? Oui, si le muscle cœur le permet. Le bain froid, en changeant brusquement la température, agit non moins brusquement sur lapression sanguine et devient dangereux pour un myocarde atteint souvent de sclérose.

Il est utile d'envelopper les *jointures* malades dans de l'ouate et on peut les oindre de baume tranquille. La tisane de l'*abbé Soury*, de Cirette, à Rouen, est un précieux auxiliaire de tout traitement.

Eaux minérales. — Pour éviter, après la guérison, les rechutes ou les récidives, on peut aller aux eaux dans une saison convenable, bien entendu, sous peine de faire plus de mal que de bien, *Royat*, *la Bourboule* sont à conseiller et en hiver Hammam-Meskoutin en Algérie. Il faut une eau à température élevée et contenant le plus possible de sulfate de calcium.

Saint-Léger, par son iode et par sa lithine, convient aussi admirablement aux arthritiques.

V

Rhumatisme chronique simple

Quand les salicylates, dont nous venons de voir l'action si efficace sur le rhumatisme articulaire aigu, ne font plus rien, quand les *articulations* restent

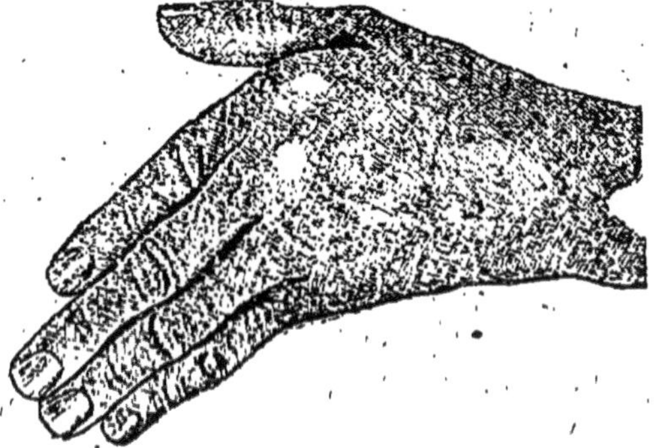

Fig. 3. — Inflexion des doigts sur le bord cubital de la main résultant d'attaques répétées de rhumatisme articulaire aigu.

tuméfiées après que toute fièvre a disparu nous avons devant nous un *Rhumatisme articulaire chronique*.

Je donne ci-contre une (figure 3) qui, mieux que de longues descriptions, permettra d'envisager les multiples difformités que peut engendrer la contraction des bandes fibreuses développées autour des articulations malades.

Le professeur Jaccoud, dont je suivis trois années les fructueuses leçons à Lariboisière, donne à cet état le nom de rhumathisme chronique fibreux. Il est heureusement rare.

On peut, par des bandages ingénieux, ramener ces doigts à leur état normal, mais malheureusement ils retournent vite d'eux-mêmes à leur position vicieuse.

Le rhumatisme chronique relève bien plus que l'aigu, des conditions d'existence ; il frappe de préférence les pauvres, plus exposés aux refoidrissements que les riches ; il hante les logements froids ou humides, il atteint les bateliers, les ouvrières de lavoir, en un mot les personnes qui, par leur profession, sont obligées de travailler dans l'eau froide.

Beaucoup d'auteurs ne distinguent pas l'*arthrite rhumatoïde*, *ortéo-arthrite* ou *arthrite déformante* du rhumatisme chronique simple ; c'est là une erreur et nous allons étudier à part, en la séparant bien du vrai rhumatisme, cette entité morbide fort curieuse et bien différenciée.

La tisane de l'abbé Soury est à conseiller également dans le rhumatisme chronique.

VI

Arthrite déformante

Voici ce qui est écrit par Sydenham, à propos du rhumatisme :

« Si le rhumatisme est mal traité, dit-il, il n'est pas rare qu'il tourmente le malade des mois et des années, parfois pendant le reste de sa vie ; dans ces conditions, il n'attaque pas toujours avec une égale vigueur, mais comme la goutte, il a des paroxysmes à retours périodiques. Il peut arriver que les douleurs cessent spontanément après avoir été longues et graves, dans d'autres cas, les malades perdent à tout jamais l'usage de leurs membres ; les jointures des doigts sont pour ainsi dire retournées et montrent des protubérances nodulaires comme dans la goutte ; elles siègent sur le côté interne plutôt que sur le côté externe des doigts ; malgré tout, il peut arriver que chez ces personnes, les fonctions digestives restent excellentes et qu'à tous les autres points de vue, leur santé générale soit bonne.

En 1804, Heberden, à qui l'on doit la première description des nodosités qui portent son nom et que je figure ci-dessous, commence à se douter qu'il y a

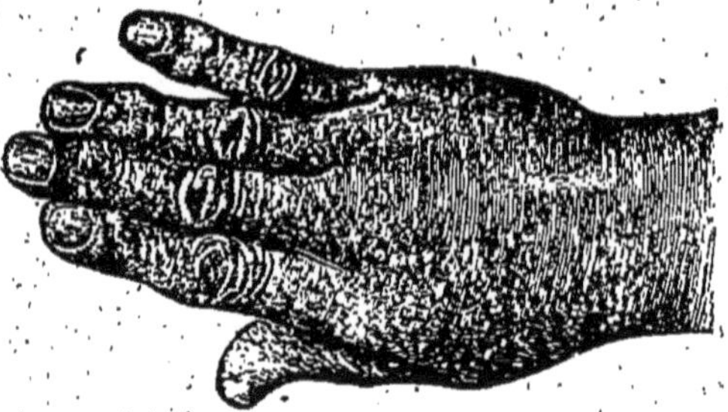

Fig. 4. — Nodosités d'Heberden.

une maladie distincte de rhumatisme même chronique, et que les bons cliniciens appellent aujourd'hui *arthrite déformante*. Il ne faut donc plus parler du *rhumatisme noueux*, forme qui à confond avec l'affection que nous décrivons en ce moment.

Charcot a remarqué que ces nodosités étaient souvent associées au cancer, et de l'utérus principalement ; elles siègent au niveau des jointures des phalangettes ; de chaque côté de l'articulation qui paraît élargie, existe un nodule. Elles ne sont presque jamais douloureuses et les malades ne s'en préoccupent qu'à cause des déformations.

Les nodosités d'Heberden sont dues à une augmentation de volume des extrémités, des nodules osseux (ostéophytiques) existant au niveau des jointures. Souvent, au sommet de chaque nodule, on trouve un petit kyste qui, ponctionné, laisse couler un liquide clair.

Quant à l'*arthrite déformante*, elle peut siéger sur plusieurs articulations ou sur une seule, elle peut être, comme le rhumatisme lui-même, aiguë ou chronique.

L'hérédité joue un rôle marqué et le chiffre des femmes atteintes est notablement supérieur à celui des hommes ; les troubles de la menstruation sont à incriminer. L'humidité et le froid ont une action puissante et d'une manière générale les influences déprimantes de toute nature.

Le premier signe de la poly-arthrite rhumatoïde est une augmentation de volume de plusieurs articulations et des taches de rousseur disséminées puis, surtout chez l'enfant, elle prend très vite la forme progressive.

Il y a tuméfaction des os à leur extrémité et cette enflure est augmentée par la distension de l'eau synoviale ou de ce que l'on appelle une bourse séreuse.

Regardez, figure 7, une main de femme de 20 ans (Garrod) montrant les déformations d'une arthrite rhumatismale précoce, et je serai dispensé de longues phrases pour indiquer les caractères cliniques.

Les figures 5 et 6 montrent des cas extrêmes d'inflexion radiale et d'extension.

Ces accidents, ces formes peuvent succéder au rhumatisme et même aux arthrites blennorrhagiques. Parfois le mal ne frappe qu'une seule articulation ; celle de la hanche plus particulièrement, et l'on

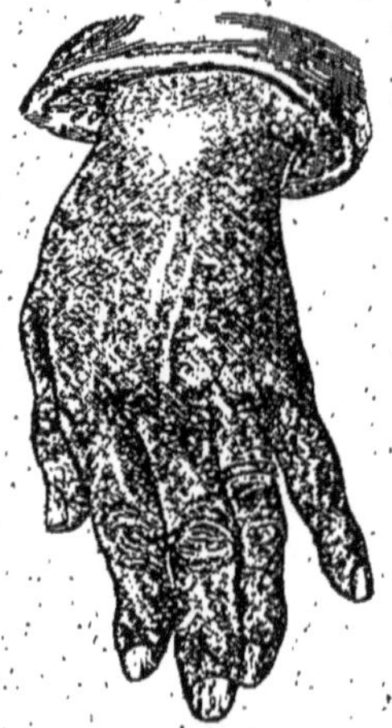

Fig. 5. — Infection radiale des phalanges terminales des doigts.

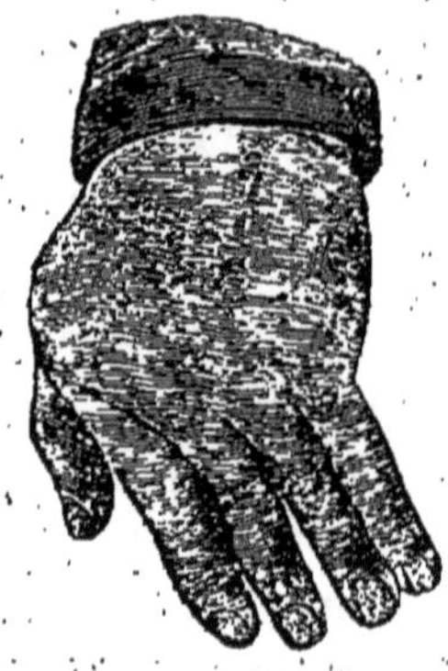

Fig. 6. — Main d'un homme de 34 ans. Difformités dans le type de l'extension.

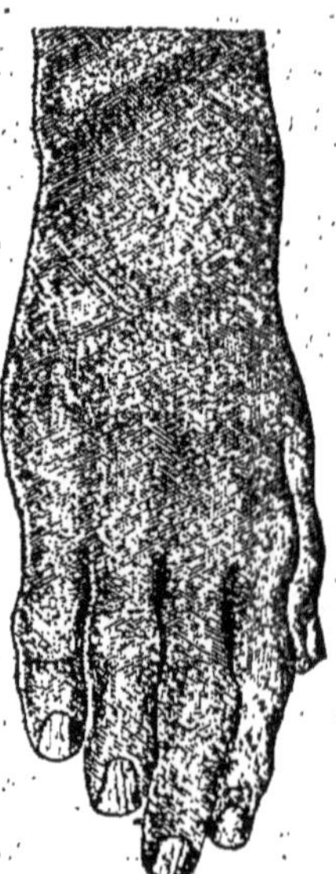

Fig. 7. — Main d'une jeune femme accusant les changements produits par une arthrite déformante précoce et augmentant rapidement.

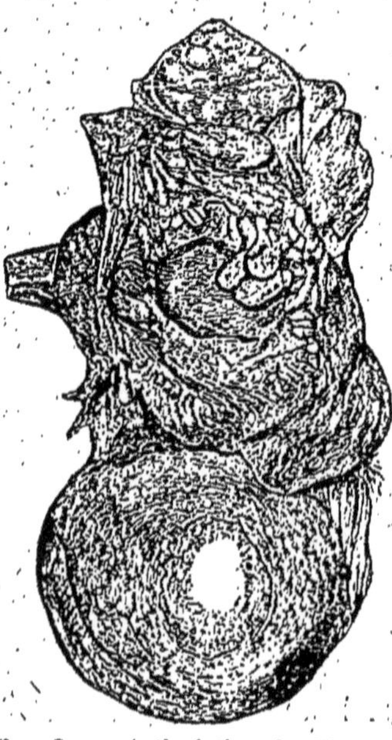

Fig. 8. — Articulation de l'épaule qui a été le siège d'une arthrite rhumatoïde. Destruction du cartilage et franges synoviales.

appelle cela alors la maladie de la hanche sénile, *morbus coxæ senilis*. Le malade âgé accuse une vive douleur en même temps qu'il se plaint de ne plus pouvoir bien remuer la cuisse, et il accuse son genou comme on le fait du reste dans toutes les autres maladies de la hanche.

Traitement de l'arthrite rhumatoïde. — Si nous ne possédons pas un médicament unique dont l'action soit comparable à celle du colchique dans la goutte ou du salicylate dans le rhumatisme, nous pouvons toujours soulager et même arrêter la marche du mal, pourvu que nous nous y prenions dès le début. Voyons d'abord le *régime* en ne perdant pas de vue que cette arthrite n'est fréquente qu'après quarante ans. La viande, selon Garrod, doit faire la base de l'alimentation, on permettra le vin et la bière étendus d'eau. Ensuite les médicaments ; il y en a deux bons : l'arsenic et la teinture d'iode.

Voici une bonne solution :

Arséniate de soude....	0 gr. 05
Eau distillée.........	100 gr.

Une cuillerée à café par jour.

Si le malade est fortuné et qu'il puisse aller aux eaux, voici leur teneur en arséniate de soude par litre :

La Bourboule (1)....	0,014 millig.
Plombières.........	0,009 —

(1) La *Bourboule* est une station de choix.

Vichy.............	0,003 millig.
Bussang...........	0,004 —
Mont-Dore........	0,005 —

A Aix-la-Chapelle, le traitement thermal est bien fait.

Pour l'iode, je choisis la teinture et je conseille au début de chaque repas deux gouttes dans un peu de vin sucré, le tannin du vin empêche l'intoxication par dégagement d'iode pur.

On a conseillé aussi les fortes décoctions de feuilles de frêne, l'infusion serait en tout cas plus efficace.

Il arrive aussi que les bains électriques améliorent des états qu'aucune médication n'avait pu modifier.

Je conseille également le Sirop d'iodure de fer du Codex *fraîchement préparé* à la dose de une cuillerée à bouche avant chacun des deux principaux repas et la tisane de l'abbé Soury.

VII

L'Arthritisme

Après avoir épuisé en notions succintes mais claires j'espére, la question du rhumatisme malgré ses variétés de formes, nous terminerons notre monographie par l'étude de l'arthritisme.

Actuellement et grâce aux recherches du professeur Bouchard on sait ce qu'il faut entendre par arthritisme : ce sont toutes les manifestations morbides dues à l'*hyperacidité des humeurs*. L'arthritique, nous l'avons déjà dit, est un surminéralisé.

Si on compare, *dit Lematte*, l'azote total aux matières minérales, on a chez l'arthritique.

Azote.................... 14,58
Matières minérales.. .....24.78

L'homme normal, pour 1 gramme de matière minérale, produit 0.74 d'azote.

L'arthritique pour 1 gramme de matière minérale ne produit que 0.546 d'azote.

Autrement dit, pour produire la même quantité d'azote, il faut à l'arthritique un temps plus long que le sujet sain. Il accumule des matières minérales.

Nous verrons plus loin que chez le tuberculeux, les phénomènes sont l'inverse de chez l'arthritique.

L'hyperacidité étant constante dans l'arthritisme, son étude se confondra avec celle de cette diathèse.

Facteurs du terrain hyperacide. — L'excès de suralimentation peut entraîner l'arthritisme, surtout si les combustions sont entravées par l'inaction cérébrale et musculaire.

Certains agents thérapeutiques donnent lieu à l'hyperacidité, les acides minéraux, les tannins, les phénols, donnent de l'hyperacidité.

Conséquences pathologiques de cette hyperacidité. — L'acide urique, l'acidité totale, augmente dans l'urine. En même temps, les graisses se formeront plus facilement : l'obésité apparaîtra.

A cette prédominance des acides organiques, il faut ajouter comme cause de l'arthritisme l'élimination des toxines alimentaires.

Mais si nous abandonnons la haute science pour dépeindre d'une façon plus littéraire et plus facile à retenir les signes auxquels on reconnaît un arthritique nous trouverons ce tableau merveilleusement esquissé par le Dr A. Renault.

« Le type de l'arthritique, écrit-il, est différent dans l'enfance et dans l'âge adulte.

» — Dans l'enfance, les apparences sont à souhait.
» Le sujet est vigoureux et bien constitué. Il est
» coloré, il transpire facilement et est doué d'un
» appétit excessif et difficile à rassasier..... A l'âge
» adulte, la plupart des arthritiques ont un faciès,
» un habitus extérieur qui permettent de les recon-
» naître à distance. Quand on rencontre un sujet,
» dont la calvitie est précoce — chez l'arthritique
» elle commence de 20 à 25 ans — dont la face est
» colorée, surtout après les repas ; dont l'embonpoint
» dépasse la normale, relativement à l'âge ; dont la
» transpiration est abondante et facile, les troubles
» vaso-moteurs fréquents, on peut, en quelque sorte,
» affirmer qu'il sera, un jour ou l'autre, tributaire
» du rhumathisme ou de la goutte, s'il n'a déjà subi
» quelques-unes de leurs atteintes.

» En dépit des maux qui le menacent et qu'il
» ignore heureusement, son humeur est plutôt gaie,
» mais cependant « son caractère est fait de contras-
» tes, passant rapidement de la gaieté la plus franche
» à la tristesse (H. Huchard) ; à table principale-
» ment, il est expansif et jovial : car, fâcheusement
» pour lui, il est habituellement gros mangeur, et
» se complaît dans les aliments de haut goût. »

Le régime alimentaire, après ce que nous venons

d'écrire est donc bien facile à instituer. Vous avez deviné qu'il faut éviter les acides d'abord et les aliments trop riches en azote.

Il faut être sobre en viandes noires et préférer les blanches ; le choix est encore assez grand. veau, poulet, lapin, dindon, grenouilles, poisson en grande quantité.

La pomme de terre qui contient beaucoup de nitrate de potasse est susceptible d'enlever à l'organisme une partie de son excès d'acidité, et peut faciliter la dissolution de l'acide urique, nous la conseillons donc et Dieu sait s'il existe de nombreux moyens de varier l'assaisonnement de ce tubercule qui a valu une statue à Parmentier !

Il ne faut pas abuser du sucre. Le lait comme boisson de table est à recommander ainsi que les eaux minérales alcalines, de préférence Pougues.

L'alcool est nuisible, tous les arthritiques font mieux de ne pas en absorber.

Je connais la jeune femme d'un de nos confrères, qui a vu ses malaises cesser en renonçant absolument à l'usage de toute boisson autre que le lait ou l'eau ; elle le fit par coquetterie, car elle avait remarqué que même l'absorption d'un seul verre à liqueur de vin de quinquina, déterminait chez elle, grâce à son arthritisme, des bouffées congestives de la face qui la faisaient ressembler à une écrevisse cuite à point.

L'alcool n'est pas plus nécessaire aux asthéniques, ni aux neurasthéniques, l'anémie ou l'épuisement qu'il semblerait améliorer de prime abord, cèderont mieux à une cure d'air et aux exercices physiques bien gradués.

Un cheval grisé d'avoine, fournit bien, à la vérité, une course plus rapide pendant un petit laps de temps, mais doit bientôt céder le pas à celui qui n'aura pris qu'une ration convenable, ma comparaison est juste, si elle n'est pas flatteuse; mais l'ami véritable est celui qui n'hésite pas à déplaire pour nous éclairer.

Exercices physiques. — L'obésité, la goutte, la gravelle, la dyspepsie souvent, n'ont pas d'autres causes que le manque d'exercice physique, qui est le régulateur des combustions de notre corps. Une machine bourrée de charbon, éclaterait sous la pression de la vapeur, si celle-ci n'avait pas de dégagement.

Un mangeur qui ne marche pas, qui ne donne pas de travail à ses muscles, ne brûle pas, ne détruit pas ce qu'il doit rejeter au dehors : il s'empoisonne littéralement.

Chez l'adulte, on peut permettre jusqu'à la fatigue intense, mais à l'homme mûr il faut rappeler qu'il ne doit pas aller jusqu'a l'essouflement. Qui n'a présent à l'esprit la mort tragique du Dr Thomas, l'excellent bibliothécaire de la Faculté de médecine, succombant subitement dans le bois de Vincennes, sous les yeux éplorés d'un ami, à la suite d'une course échevelée à bicyclette.

Usez, mais n'abusez pas.

Pour le vieillard l'exercice ne sera salutaire que s'il est arrêté même avant la fatigue.

L'obèse doit préférer les longues marches à tous les autres exercices; il pourra cependant utiliser avec profit la *gymnastique de l'opposant* (1).

Médication. — Point n'est besoin d'être prolixe ; il n'en existe qu'une seule, la *Médication iodée* ; elle guérit à la fois l'arthritisme et la sclérose, c'est-à-dire l'épaississement (quand il n'est pas trop accusé) des vaisseaux, veines ou artères.

Voici des formules de choix ;

Pour la goutte et la gravelle urique.

Iodure de potassium...........	15 gr.
Sirop d'écorces d'oranges amères	250 —

Une cuillerée à soupe (un gramme d'iodure environ) dans un verre d'eau, au moment des repas, plutôt au début.

Contre l'obésité et l'artério-sclérose.

Iodure de sodium..............	20 gr.
Eau distillée..................	300 —

Deux cuillerées à entremets par jour.

Chez les enfants, on emploiera plus utilement des sirops iodo-tanniques.

Si, avec cela, vous observez l'hygiène indiquée :

1° Régler sa nourriture et n'introduire dans le tube

(1) Pichery. *Gymnastique de l'opposant*, in-18. Paris, prix 5 fr.

digestif que des aliments de combustion presque complète.

2° Beaucoup d'exercice physique au grand air, jeu de balle, aviron, bicyclette, escrime pour les obèses.

3° Guérir la constipation avec les grains de Melville à la podophylle et à la rhubarbe.

Vous remercierez l'auteur de la brochure que vous venez de lire, et c'est tout ce qu'il demande.

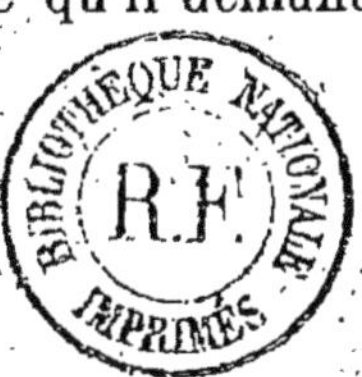

FIN

TABLE DES MATIÈRES

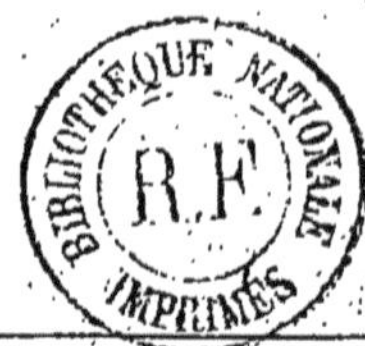

Châteauroux. — Typ. et Lith. P. Langlois et Cie

plus promptes et les moins échauffantes de tous les médicaments employés comme laxatifs.

Aux enfants au-dessus de deux ans, la dose sera réduite de moitié.

USAGE ET MODE D'EMPLOI

Le mieux est d'en prendre deux le matin en se levant et deux le soir en se couchant, pour commencer, puis deux à quatre heures (ce qui ferait six en tout), si quatre ne suffisaient pas.

On pourra favoriser leur action en buvant à petits coups et lentement, au lever ou le soir, un grand verre d'eau froide ou chaude.

Il faut aussi éviter les vêtements qui resserrent le ventre et la sédentarité en même temps que l'on surveillera l'alimentation. Par quelques mots, j'indique ce que j'exige de celle-ci : Évitez les épices et les boissons fortes.

Les **Antibilious Pills Melville** donneront de l'appétit aux dyspeptiques, aux sédentaires, aux anorexiques, aux constipés, aux convalescents, aux cachectiques qu'elles remonteront et aux anémiques qui reprendront vite les belles couleurs de la santé. Les femmes chlorotiques seront guéries par l'élimination des toxines intestinales. Le rhytme du cœur sera régularisé.

Ni la grossesse, ni les hémorrhoïdes ne sont une contre-indication.

Au *Canada*, la boîte d'**Antibilious Pills Melville** est en permanence sur la table de la salle à manger.

Nous osons espérer qu'il en sera bientôt de même en France, car chacun, par reconnaissance pour cette consultation, s'empressera de la communiquer à son entourage et les constipés sont légion.

Pour se procurer ce remède rationnel contre le rhumatisme et contre la constipation, il suffit d'adresser un bon de poste de **deux francs** à Monsieur le Directeur de l'*Édition française*, 4, rue Antoine-Dubois, à Paris, place de l'École de Médecine.

Dr John Melville.

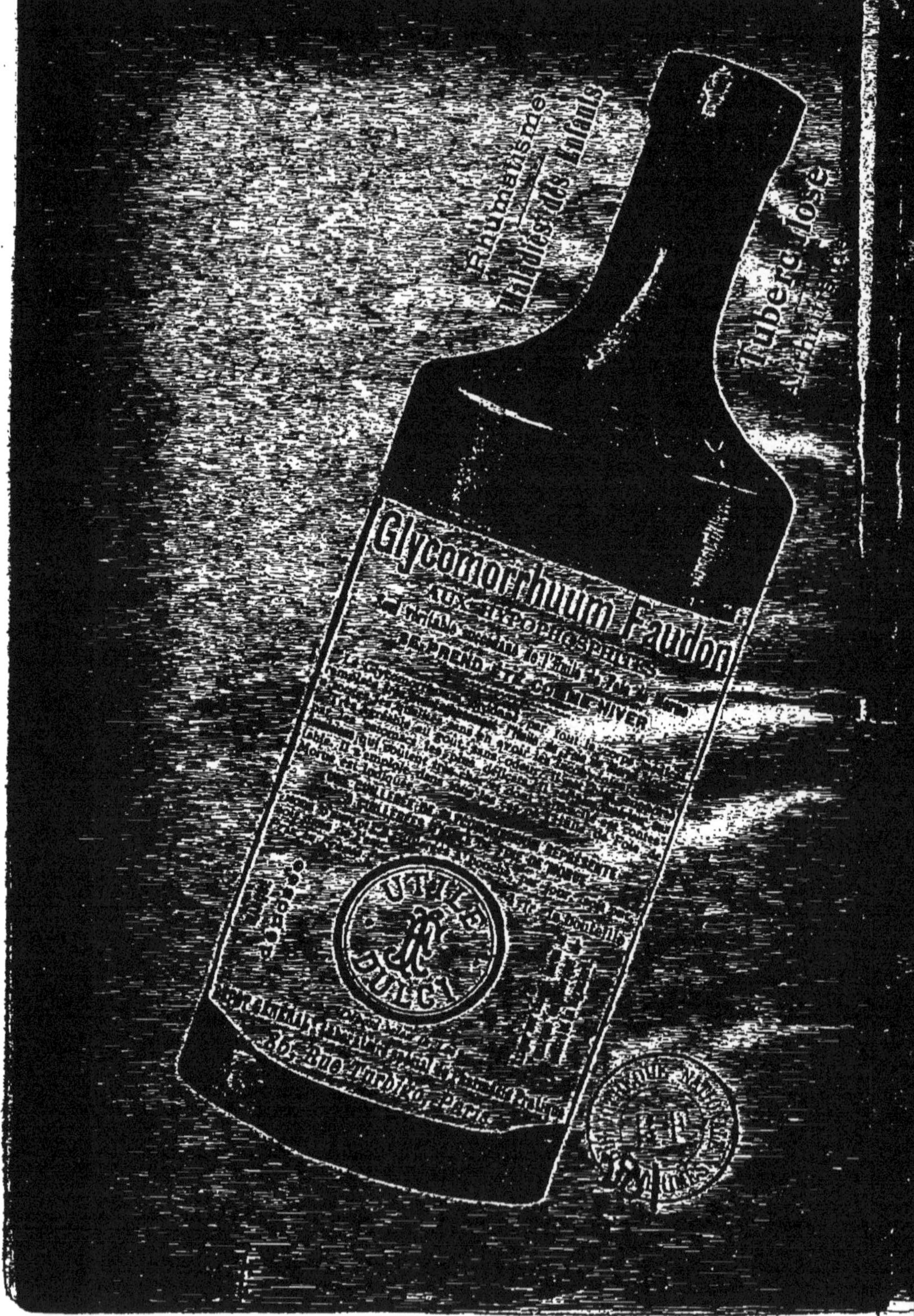
Rhumatisme
Maladies des Enfants
Tuberculose
Glycomorrhuum Faudon
UTILE DULCI

www.ingramcontent.com/pod-product-compliance
Ingram Content Group UK Ltd.
Pitfield, Milton Keynes, MK11 3LW, UK
UKHW021505260726
13993UKWH00004B/1572

9 782019 997687